Die Erfindung
der reinen Vernunft

deutlich, klar und einflussfrei

Eine Betrachtung

von

Lutz Spilker

DIE ERFINDUNG DER REINEN VERNUNFT – DEUTLICH, KLAR UND EINFLUSSFREI

Bibliografische Information der Deutschen Nationalbibliothek:
Die Deutsche Nationalbibliothek verzeichnet diese Publikation in der Deutschen Nationalbiblio-
grafie; detaillierte bibliografische Daten sind im Internet über http://dnb.dnb.de abrufbar.

Softcover ISBN: 978-3-384-20094-5
Ebook ISBN: 978-3-384-20095-2

Druck und Distribution im Auftrag des Autors:
tredition GmbH, An der Strusbek 10, 22926 Ahrensburg, Germany

Die im Buch verwendeten Grafiken entsprechen den
Nutzungsbestimmungen der Creative-Commons-Lizenzen (CC).

Inhalt

**Durch Vernunft,
nicht durch Gewalt soll man Menschen
zur Wahrheit führen.**

Denis Diderot

(* 5. Oktober 1713 in Langres; † 31. Juli 1784 in Paris) war ein französischer Abbé, Schriftsteller, Übersetzer, Philosoph, Aufklärer, Literatur- und Kunsttheoretiker, Kunstagent für die russische Zarin Katharina II. und einer der wichtigsten Organisatoren und Autoren der Encyclopédie. Er gilt darüber hinaus als ein wichtiger Wegbereiter der französischen Revolution.

Vorwort

In dem vorliegenden Werk mit dem Titel ›Die Erfindung der reinen Vernunft‹ widmen wir uns einer Thematik von zentraler Bedeutung für das Verständnis des menschlichen Bewusstseins. Die Philosophie hat seit jeher nach den Grundlagen unseres Wissens und unserer Erkenntnis gestrebt. Dieses Buch führt den Leser durch eine facettenreiche Analyse der Konzeption und Entwicklung dessen, was wir als reine Vernunft betrachten.

Die Suche nach einer reinen, unverfälschten Vernunft ist eine der ältesten und gleichzeitig faszinierendsten Reisen der menschlichen Intellektualität. Von den antiken Denkern bis zu den modernen Philosophen haben Gelehrte versucht, die Grenzen des menschlichen Denkens zu verstehen und festzulegen. Unser Werk begibt sich auf eine Reise durch die Geschichte der philosophischen Reflexion, um die verschiedenen Ansätze zur Erklärung und Konzeption der reinen Vernunft zu beleuchten.

Die Frage nach der reinen Vernunft hat nicht nur die Philosophie, sondern auch die Wissenschaften, die Kunst und die Ethik maßgeblich beeinflusst. Durch die klare Darstellung und Analyse der bedeutendsten philosophischen Strömungen und Denker, die sich mit diesem Thema auseinandergesetzt haben, ermöglicht dieses Buch dem Leser, die vielschichtige Entwicklung der Idee der reinen Vernunft nachzuvollziehen.

Es ist wichtig zu betonen, dass dieses Werk nicht den Anspruch erhebt, eine endgültige Antwort auf die Frage nach der reinen Vernunft zu liefern. Vielmehr soll es dazu anregen, über die Natur unseres Denkens nachzudenken und die Vielfalt der Perspektiven zu erkennen, die in der Geschichte der Philosophie entwickelt wurden. Der Leser wird dazu ermutigt, kritisch zu reflektieren und eigene Schlussfolgerungen zu ziehen, während er durch die reichen Schichten des Gedankenuniversums navigiert, das in ›Die Erfindung der reinen Vernunft‹ entfaltet wird.

Im ersten Teil dieses Buches werden wir die historischen Wurzeln der reinen Vernunft verfolgen. Wir werden uns mit den Gedanken großer Denker wie Plato[1], Aristoteles[2], Descartes[3] und Kant[4] auseinandersetzen, um die evolutionäre Reise dieses Konzepts nachzuzeichnen. Dabei soll nicht nur die Entwicklung in Europa, sondern auch der Beitrag anderer Kulturen beleuchtet werden.

Der zweite Teil richtet den Fokus auf die Herausforderungen und Kontroversen, die mit der Idee der reinen Vernunft einhergehen. Welche Kritiken wurden geäußert, und wie haben verschiedene Denktraditionen auf diese Herausforderungen reagiert? Wir werden auch die Wechselwirkungen zwischen der reinen Vernunft und anderen Strömungen in der Philosophie, wie dem Empirismus oder dem Pragmatismus, erkunden.

Im dritten und abschließenden Teil nehmen wir Bezug auf zeitgenössische Diskussionen und die Relevanz der reinen Vernunft in der heutigen Welt. In einer Ära, die von wissenschaftlichen Fortschritten und technologischer Innovation geprägt ist, stellt sich die Frage, ob die Idee der reinen Vernunft weiterhin einen Platz in unserem Verständnis von Wissen und Wahrheit hat.

Es ist das Anliegen dieses Buches, einen Beitrag zur Klärung und Vertiefung des Verständnisses der reinen Vernunft zu leisten. Dabei bleibt die Analyse stets sachlich und neutral, um dem Leser die Möglichkeit zu geben, eigene Schlussfolgerungen zu ziehen. Die Erfindung der reinen Vernunft ist eine Reise durch die Geschichte des Denkens, die uns dazu anregt, über die Grundlagen unserer Erkenntnis nachzudenken und die Vielschichtigkeit der menschlichen Vernunft zu erkunden.

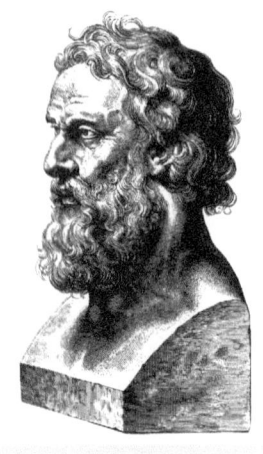
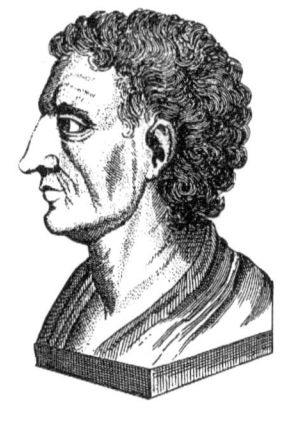

1 – Plato 428/427 – 348/347 v. Chr.   2 – Aristoteles 384 – 322 v. Chr.

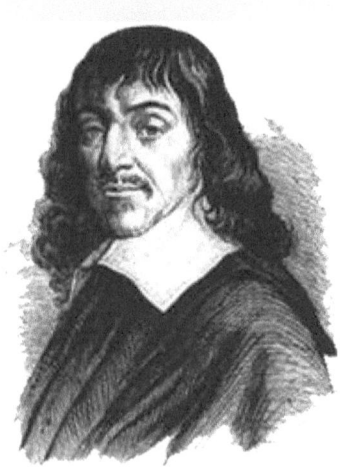
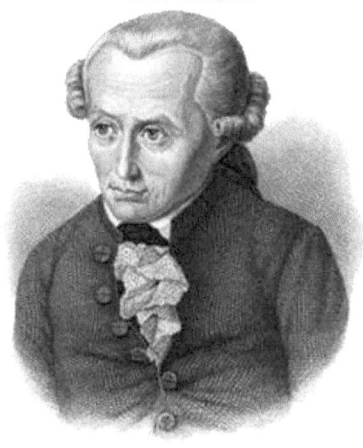

3 – René Descartes 1596 - 1650   4 – Immanuel Kant 1724 - 1804

Die Ursprünge der Vernunft

In den frühesten Zeiten der Menschheitsgeschichte begannen die Menschen, sich mit den grundlegenden Fragen des Lebens auseinanderzusetzen. Durch ihre Beobachtungen der Natur, ihre Erfahrungen und ihre Interaktionen mit ihrer Umwelt entwickelten sie unterschiedliche Formen der Vernunft, die stark von ihren jeweiligen Weltanschauungen geprägt waren.

Die Suche nach Antworten

Die frühen Menschen stellten sich Fragen nach dem Sinn des Lebens, dem Ursprung des Universums und ihrer eigenen Existenz. Um diese Fragen zu beantworten, begannen sie, nach Mustern und Zusammenhängen in ihrer Umgebung zu suchen und versuchten, diese durch rationale Überlegungen zu erklären.

Die Vielfalt der Weltanschauungen

Die Vielfalt der Weltanschauungen, die sich in verschiedenen Kulturen und Gesellschaften entwickelten, spiegelte sich auch in den unterschiedlichen Formen der Vernunft wider. Jede Kultur hatte ihre eigenen Mythen, Geschichten, Traditionen und Überzeugungen, die ihre Sichtweise auf die Welt prägten und ihre Vorstellungen von Vernunft beeinflussten.

Die Rolle der Erfahrung

Erfahrungen spielten eine entscheidende Rolle bei der Entwicklung der menschlichen Vernunft. Durch das Sammeln von Erfahrungen und das Beobachten der Natur lernten die Menschen, Muster zu erkennen und Schlussfolgerungen zu ziehen, die es ihnen ermöglichten, ihre Umwelt besser zu verstehen und sich in ihr zurechtzufinden.

Die Suche nach einem gemeinsamen Wegweiser

Trotz der Vielfalt von Weltanschauungen und Formen der Vernunft begannen die Menschen, nach einem gemeinsamen Wegweiser zu suchen, der es ihnen ermöglichen würde, sich in einer komplexen und oft unvorhersehbaren Welt zu orientieren. Diese Suche führte zu den Anfängen der Philosophie und der Suche nach universellen Prinzipien und Wahrheiten, die allen Menschen gemein sein könnten.

Der Beginn einer langen Reise

Die Suche nach einem gemeinsamen Wegweiser markierte den Beginn einer langen und faszinierenden Reise, die die menschliche Vernunft durch die Jahrhunderte und über verschiedene Kulturen hinweg führen sollte. Während sich die Formen der Vernunft im Laufe der Zeit veränderten und weiterentwickelten, blieb die grundlegende Suche nach Wissen, Verständnis und Sinn bestehen und inspirierte Generationen von Denkern, Philosophen und Forschern.

Die kulturelle Vielfalt der Vernunft

In der Geschichte der Menschheit haben verschiedene Gesellschaften und Kulturen unterschiedliche Denkweisen entwickelt, die stark von ihren jeweiligen historischen, kulturellen und sozialen Kontexten geprägt wurden. Diese Vielfalt der Denkweisen ist ein faszinierendes Phänomen, das Einblicke in die Vielschichtigkeit der menschlichen Vernunft bietet.

Die Einflüsse der Kultur

Die Kultur einer Gesellschaft umfasst eine breite Palette von Elementen, darunter Sprache, Religion, Werte, Bräuche, Kunst und soziale Strukturen. Diese Elemente beeinflussen nicht nur das Verhalten und die Interaktionen der Menschen, sondern auch ihre Denkweisen und Weltanschauungen. So können zwei Gesellschaften, die in unterschiedlichen kulturellen Kontexten leben, völlig unterschiedliche Vorstellungen von Vernunft und Logik haben.

Die Rolle der Sprache

Die Sprache spielt eine entscheidende Rolle bei der Formulierung und Weitergabe von Denkweisen innerhalb einer Kultur. Die spezifischen Begriffe, Ausdrücke und Konzepte einer Sprache können das Denken und die Wahrnehmung der Welt beeinflussen und prägen. So können bestimmte Sprachen beispielsweise eine reichere Nuancierung von Emotionen oder abstrakten Konzepten ermöglichen, was sich wiederum auf die Denkweisen der Sprecher auswirkt.

Religion und Philosophie

Religiöse und philosophische Überzeugungen spielen ebenfalls eine wichtige Rolle bei der Ausprägung der Denkweisen in verschiedenen Gesellschaften. Die Religion kann als Rahmen dienen, innerhalb dessen Menschen ihre Werte, Überzeugungen und ethischen Grundsätze formen. Philosophische Schulen und Denktraditionen können ebenfalls die Denkweisen einer Gesellschaft prägen und bestimmte Ideen oder Methoden der Argumentation fördern.

Historische Entwicklungen

Historische Ereignisse, politische Systeme und wirtschaftliche Bedingungen können ebenfalls die Denkweisen einer Gesellschaft beeinflussen. Zum Beispiel können traumatische Ereignisse wie Kriege oder Revolutionen zu einer Neubewertung von Werten und Überzeugungen führen, während wirtschaftliche Umbrüche oder technologische Fortschritte neue Denkweisen und Ideen hervorbringen können.

Die Erkenntnis der Diversität

Die Anerkennung der kulturellen Vielfalt als Faktor für die Diversität der Vernunft markiert einen wichtigen Wendepunkt in der Geschichte des Denkens. Sie zeigt, dass es keine universelle ›richtige‹ oder ›falsche‹ Denkweise gibt, sondern dass verschiedene Gesellschaften und Kulturen unterschiedliche Perspektiven und Herangehensweisen haben können, die alle ihren eigenen Wert und ihre Bedeutung haben.

Ein Blick in die Zukunft

Die Anerkennung und Wertschätzung der kulturellen Vielfalt der Vernunft kann uns dabei helfen, unsere eigenen Denkweisen zu reflektieren und zu hinterfragen und ein tieferes Verständnis für die Vielschichtigkeit der menschlichen Erfahrung zu entwickeln. Sie kann auch dazu beitragen, Brücken zwischen verschiedenen Kulturen und Gesellschaften zu bauen und den interkulturellen Dialog und die Zusammenarbeit zu fördern.

Die Vielfalt der Weltanschauungen und ihre Herausforderungen

Die menschliche Geschichte ist geprägt von einer Vielzahl unterschiedlicher Weltanschauungen, die sich in verschiedenen Kulturen und Gesellschaften entwickelt haben. Diese Weltanschauungen umfassen religiöse Überzeugungen, philosophische Ideen, kulturelle Traditionen und individuelle Überzeugungen, die das Denken und Handeln der Menschen beeinflussen. Doch mit der Vielfalt der Weltanschauungen kommen auch Herausforderungen und Konflikte.

Die Entstehung von Konflikten

Konflikte zwischen Menschen und Gruppen entstehen oft aufgrund divergierender Weltanschauungen. Unterschiedliche Überzeugungen über Gott, Moral, Politik, Ethik und andere grundlegende Fragen des Lebens können zu Spannungen, Missverständnissen und sogar zu Feindseligkeiten führen. Diese Konflikte können sich auf individueller, gesellschaftlicher und sogar internationaler Ebene manifestieren.

Die Suche nach Gemeinsamkeiten

Angesichts dieser Konflikte wird die Notwendigkeit, eine gemeinsame Grundlage zu finden, immer deutlicher. Die Menschen erkennen, dass es wichtig ist, Brücken zwischen verschiedenen Weltanschauungen zu bauen und nach Gemeinsamkeiten zu suchen, die es ermöglichen, Konflikte zu überwinden und ein friedliches Zusammenleben zu fördern. Diese Suche nach Gemeinsamkeiten kann dazu beitragen, Verständnis, Toleranz und Respekt zwischen verschiedenen Kulturen und Gesellschaften zu fördern.

Die Rolle der Philosophie und Religion

Philosophen und religiöse Führer haben oft versucht, eine gemeinsame Grundlage für Verständigung und Zusammenarbeit zu schaffen. Sie haben versucht, universelle Prinzipien und Werte zu formulieren, die für alle Menschen gelten können, unabhängig von ihrer jeweiligen Weltanschauung. Diese Bemühungen haben dazu beigetragen, den Dialog zwischen verschiedenen Kulturen und Religionen zu fördern und Brücken zwischen ihnen zu bauen.

Die Bedeutung des interkulturellen Dialogs

Der interkulturelle Dialog spielt eine entscheidende Rolle bei der Bewältigung der Herausforderungen divergierender Weltanschauungen. Durch den offenen Austausch von Ideen, Überzeugungen und Erfahrungen können Menschen unterschiedlicher Herkunft und Weltanschauung einander besser verstehen und Respekt füreinander entwickeln. Dieser Dialog kann dazu beitragen, Vorurteile abzubauen, Stereotypen zu überwinden und die Grundlage für eine friedliche und harmonische Koexistenz zu schaffen.

Die Hoffnung auf eine gemeinsame Zukunft

Trotz der Herausforderungen und Konflikte, die durch divergierende Weltanschauungen entstehen können, gibt es auch Hoffnung auf eine gemeinsame Zukunft. Indem Menschen unterschiedlicher Kulturen und Überzeugungen zusammenkommen und miteinander kommunizieren, können sie Barrieren überwinden und einander näherkommen. Auf dieser Grundlage können sie eine gemeinsame Vision für eine Welt der Toleranz, des Respekts und des gegenseitigen Verständnisses schaffen.

Die Suche nach der universellen Vernunft

In der Geschichte des Denkens haben Philosophen eine zentrale Rolle bei der Erforschung der Natur der Vernunft gespielt. Sie haben sich intensiv mit Fragen der Logik, Erkenntnistheorie und Ethik befasst und dabei erste Ansätze einer universellen Vernunft formuliert, die für alle Menschen gelten könnte.

Die Anfänge der philosophischen Reflexion

Die frühen Philosophen, wie zum Beispiel die Vorsokratiker im antiken Griechenland, begannen, über die Natur der Realität und die Prinzipien der Logik nachzudenken. Sie stellten grundlegende Fragen nach dem Ursprung und der Beschaffenheit der Welt und versuchten, diese Fragen durch rationale Überlegungen zu beantworten. Diese frühen Denker legten damit den Grundstein für die philosophische Tradition, die sich in den folgenden Jahrhunderten weiterentwickeln sollte.

Platon und die Ideenlehre

Der antike Philosoph Platon formulierte eine einflussreiche Theorie der universellen Vernunft in seiner Ideenlehre. Er postulierte, dass jenseits der sinnlich wahrnehmbaren Welt eine ideale Welt existiert, in der unveränderliche Ideen oder Formen existieren. Diese Ideen sind das wahre Sein und bilden die Grundlage für die sichtbare Welt. Platon argumentierte, dass die Vernunft den Zugang zu dieser idealen Welt ermöglicht und dass wahres Wissen durch die Erkenntnis dieser Ideen erlangt werden kann.

Aristoteles und die Logik

Aristoteles, ein Schüler Platons, trug ebenfalls zur Entwicklung der philosophischen Vernunft bei, insbesondere durch seine Beiträge zur Logik. Er entwickelte eine systematische Methode der Argumentation und Beweisführung, die als Syllogismus bekannt ist. Aristoteles betonte die Bedeutung von Empirie und Erfahrung in der Erkenntnisgewinnung und argumentierte, dass die Vernunft dazu dienen sollte, die Welt systematisch zu erforschen und zu verstehen.

Die Stoiker und die Ethik

Die stoische Philosophie betonte die Rolle der Vernunft bei der Bewältigung von Leiden und der Erreichung von Glückseligkeit. Die Stoiker lehrten, dass die Vernunft dem Menschen die Fähigkeit verleiht, sein Schicksal zu akzeptieren und seine Handlungen entsprechend den universellen Prinzipien der Natur zu lenken. Sie entwickelten eine Ethik der Tugendhaftigkeit und Gelassenheit, die auf der Vernunft als Leitprinzip basiert.

Die Suche nach einer universellen Vernunft

Die Beiträge dieser und vieler anderer Philosophen haben dazu beigetragen, erste Ansätze einer universellen Vernunft zu formulieren. Diese universelle Vernunft sollte nicht nur als Grundlage für Erkenntnis und Wissen dienen, sondern auch als Leitprinzip für das menschliche Handeln und Zusammenleben. Trotz der Vielfalt philosophischer Ansätze und Schulen gab es dennoch den gemeinsamen Wunsch, eine gemeinsame Grundlage für Vernunft und Wissen zu finden, die über kulturelle und zeitliche Grenzen hinweg Bestand haben könnte.

Die Wechselwirkung von Glauben und Vernunft

Religiöse Überzeugungen haben seit jeher einen tiefgreifenden Einfluss auf die menschliche Vernunft ausgeübt. Die Interaktion zwischen Glauben und Vernunft ist ein faszinierendes Phänomen, das die Denkweise und das Verhalten vieler Menschen auf der ganzen Welt beeinflusst.

Die Macht des Glaubens

Religionen bieten ihren Anhängern einen Rahmen für das Verständnis der Welt und des Universums. Sie liefern Antworten auf grundlegende Fragen nach dem Sinn des Lebens, dem Ursprung der Existenz und dem Verhältnis zwischen Mensch und Göttlichkeit. Diese Antworten werden oft durch heilige Texte, spirituelle Lehren und rituelle Praktiken vermittelt und prägen die Denkweise und das Verhalten der Gläubigen.

Die Rolle der Vernunft

Trotz der dominierenden Präsenz des Glaubens spielt die Vernunft eine wichtige Rolle im religiösen Denken. Menschen neigen dazu, religiöse Überzeugungen mit rationalen Argumenten zu rechtfertigen und zu verteidigen, indem sie theologische Argumente, philosophische Diskussionen und persönliche Erfahrungen heranziehen. Die Vernunft kann dazu dienen, den Glauben zu interpretieren, zu hinterfragen und zu vertiefen.

Die Herausforderung des Zweifels

Dennoch kann es auch zu Spannungen und Konflikten zwischen Glauben und Vernunft kommen, insbesondere wenn religiöse Überzeugungen auf rationalen oder wissenschaftlichen Prinzipien zu beruhen scheinen. Der Zweifel und die Unsicherheit, die durch die Anwendung der Vernunft entstehen können, stellen eine Herausforderung für den Glauben dar und können zu inneren Konflikten führen.

Die Suche nach Harmonie

Trotz dieser potenziellen Spannungen streben viele Menschen nach einer harmonischen Integration von Glauben und Vernunft. Sie sehen den Glauben nicht als Hindernis für die Anwendung der Vernunft, sondern als Ergänzung und Bereicherung. Sie suchen nach Möglichkeiten, religiöse Überzeugungen mit wissenschaftlichen Erkenntnissen und philosophischen Prinzipien in Einklang zu bringen, um ein ganzheitliches Verständnis der Welt zu entwickeln.

Die Vielfalt der Interpretationen

Die Interaktion zwischen Glauben und Vernunft führt zu einer Vielfalt von Interpretationen und Ansichten, die von verschiedenen Kulturen, Traditionen und individuellen Überzeugungen geprägt sind. Während einige Menschen einen strengen rationalen Ansatz bevorzugen und religiöse Überzeugungen kritisch hinterfragen, setzen andere auf eine tiefe spirituelle Erfahrung und vertrauen auf ihren Glauben als Quelle der Erkenntnis und des Trostes.

Die kontinuierliche Diskussion

Die Diskussion über die Wechselwirkung von Glauben und Vernunft ist ein fortlaufender Prozess, der die Grenzen des menschlichen Wissens und Verstehens immer wieder neu auslotet. Durch einen offenen und respektvollen Dialog können Menschen unterschiedlicher Glaubensrichtungen und philosophischer Überzeugungen voneinander lernen und einander bereichern. Letztendlich zeigt die Interaktion zwischen Glauben und Vernunft die Vielschichtigkeit und Komplexität der menschlichen Erfahrung und lädt zur weiteren Erforschung und Reflexion ein.

Die Wiedergeburt des Rationalismus

In der Geschichte der Menschheit gab es Zeiten, in denen die Vernunft eine zentrale Rolle spielte und in den Mittelpunkt des Denkens gerückt wurde. Diese Zeiten der Vernunftrenaissance waren geprägt von einem starken Glauben an die Kraft des rationalen Denkens und der Überzeugung, dass die Vernunft der Schlüssel zur Lösung von Problemen und zur Erreichung von Fortschritt und Wohlstand sei.

Die Bedeutung der Renaissance

Die Renaissance, die im 14. Jahrhundert in Italien begann und sich später über ganz Europa ausbreitete, war eine Zeit der Wiedergeburt des Wissens und der Künste. Sie war geprägt von einem neuen Interesse an antiken philosophischen und wissenschaftlichen Werken und einem neuen Verständnis für die Bedeutung der Vernunft in allen Bereichen des Lebens.

Die Rückkehr zum Rationalismus

In dieser Zeit kehrten die Menschen zu den Idealen des rationalen Denkens zurück, die von antiken Philosophen wie Aristoteles und den Stoikern vertreten wurden. Sie glaubten an die Kraft der menschlichen Vernunft, Probleme zu analysieren, Lösungen zu finden und die Welt zu verbessern. Diese Rückkehr zum Rationalismus war eng mit dem Aufkommen neuer wissenschaftlicher Methoden und Entdeckungen verbunden.

Die Aufklärung und das Zeitalter der Vernunft

Die Aufklärung des 17. und 18. Jahrhunderts war eine weitere wichtige Phase der Vernunftrenaissance. Sie war geprägt von einem starken Glauben an die Kraft der Vernunft, die menschliche Gesellschaft zu reformieren und zu verbessern. Die Aufklärer argumentierten, dass die Vernunft das Werkzeug sei, um Vorurteile, Aberglauben und Tyrannei zu überwinden und eine gerechtere und freiere Gesellschaft zu schaffen.

Die Rolle der Wissenschaft und Philosophie

Während der Vernunftrenaissance spielten Wissenschaft und Philosophie eine entscheidende Rolle bei der Förderung des rationalen Denkens. Neue wissenschaftliche Entdeckungen und Theorien wurden entwickelt, die das Verständnis der Welt revolutionierten und die Grundlage für technologische Innovationen legten. Gleichzeitig wurden philosophische Ideen formuliert, die die Bedeutung der Vernunft für die Ethik, Politik und Metaphysik betonten.

Die Erweiterung des Horizonts

Die Vernunftrenaissance erweiterte den Horizont des menschlichen Denkens und förderte ein tieferes Verständnis der Welt und des Universums. Sie brachte eine neue Wertschätzung für die Bedeutung der Vernunft in allen Bereichen des Lebens und legte den Grundstein für die modernen Gesellschaften, die auf Prinzipien wie Wissenschaft, Rationalität und Humanismus basieren.

Die Herausforderung des Irrationalismus

Trotz der Bedeutung der Vernunftrenaissance gab es auch Herausforderungen und Rückschläge auf dem Weg zur Verwirklichung ihrer Ideale. Der Aufstieg des Irrationalismus im 19. und 20. Jahrhundert brachte neue Herausforderungen für das rationalistische Denken mit sich und führte zu einer kritischen Auseinandersetzung mit den Grenzen und Möglichkeiten der menschlichen Vernunft. Dennoch bleibt die Vernunftrenaissance eine inspirierende Periode der menschlichen Geschichte, die uns daran erinnert, dass die Vernunft ein mächtiges Werkzeug ist, um die Welt zu verstehen und zu gestalten.

Die Aufklärung und ihre Konflikte

Die Aufklärung, eine Epoche des intellektuellen und gesellschaftlichen Wandels, brachte zweifellos Fortschritt und Erneuerung mit sich. Doch zugleich entfachte sie auch hitzige Kontroversen und Konflikte zwischen verschiedenen Strömungen des rationalen Denkens.

Die Aufklärung als Zeit des Wandels

Die Aufklärung, die sich im 17. und 18. Jahrhundert in Europa entfaltete, war geprägt von einem neuen Verständnis der Welt, das auf der Vernunft, der Wissenschaft und dem freien Denken beruhte. Sie forderte die Autorität traditioneller Institutionen und überlieferten Werte heraus und propagierte stattdessen die Ideale von Freiheit, Toleranz und Gleichheit.

Die Spannung zwischen Rationalismus und Empirismus

Ein zentraler Konflikt innerhalb der Aufklärung war der Kampf zwischen Rationalisten und Empiristen. Während Rationalisten wie René Descartes und Gottfried Wilhelm Leibniz die Bedeutung der Vernunft und der deduktiven Logik betonten, legten Empiristen wie John Locke und David Hume den Fokus auf die Sinneserfahrung und die Beobachtung als Grundlage für das Wissen.

Religion versus Vernunft

Ein weiterer Konflikt, der während der Aufklärung deutlich wurde, war der Konflikt zwischen religiösen Traditionen und dem rationalen Denken. Die Aufklärer forderten die Autorität der Kirche heraus und kritisierten religiöse Dogmen und Aberglauben. Dies führte zu hitzigen Debatten über den Platz der Religion in der Gesellschaft und die Rolle der Vernunft bei der Bewertung religiöser Überzeugungen.

Politische Ideale und gesellschaftlicher Wandel

Die Aufklärung brachte auch politische Konflikte hervor, da die Aufklärer die Ideale der Demokratie, der Gewaltenteilung und der Menschenrechte propagierten und sich gegen die Herrschaft von Monarchien und absolutistischen Regimen wandten. Diese politischen Ideale führten zu revolutionären Bewegungen wie der Amerikanischen und der Französischen Revolution, die die politische Landschaft Europas grundlegend veränderten.

Die Vielfalt der Aufklärung

Trotz dieser Konflikte war die Aufklärung keine homogene Bewegung, sondern eine Zeit vielfältiger Ideen und Ansätze. Es gab verschiedene Strömungen und Schulen des rationalen Denkens, die sich in ihren Ansichten über Politik, Religion und Gesellschaft stark unterschieden. Diese Vielfalt spiegelte sich in den Debatten und Diskussionen wider, die die Aufklärung prägten.

Das Erbe der Aufklärung

Trotz ihrer inneren Konflikte und Widersprüche hinterließ die Aufklärung ein bedeutendes Erbe, das bis heute spürbar ist. Ihre Ideale von Vernunft, Freiheit und Fortschritt haben das moderne Denken und die moderne Gesellschaft geprägt und bleiben auch in der heutigen Zeit relevant. Die Konflikte der Aufklärung sind somit nicht nur historische Ereignisse, sondern auch eine Quelle der Inspiration und Reflexion für die Gegenwart.

Der Aufstieg der Empirie: Die Entwicklung der wissenschaftlichen Vernunft

Die Wissenschaft hat im Laufe der Geschichte einen bedeutenden Beitrag zur Entwicklung einer objektiven und empirischen Vernunft geleistet. Durch die Anwendung systematischer Methoden und die Erforschung der Naturphänomene hat sie einen neuen Blick auf die Welt ermöglicht und unser Verständnis von Realität und Wissen grundlegend verändert.

Die Geburt der modernen Wissenschaft

Der Beginn der wissenschaftlichen Revolution im 16. und 17. Jahrhundert markiert den Aufstieg der empirischen Vernunft. Durch die Arbeit von Pionieren wie Galileo Galilei, Johannes Kepler und Isaac Newton wurde die Vorstellung von einer geozentrischen Weltordnung in Frage gestellt und durch ein heliozentrisches Weltbild ersetzt, das auf Beobachtungen und experimentellen Beweisen beruhte.

Die Methoden der Empirie

Ein zentraler Aspekt der wissenschaftlichen Vernunft ist die Betonung empirischer Beobachtungen und experimenteller Überprüfungen. Durch die Anwendung von Methoden wie Beobachtung, Experiment, Messung und Analyse strebt die

Wissenschaft danach, objektive und verlässliche Erkenntnisse über die Natur und ihre Gesetzmäßigkeiten zu gewinnen.

Die Entwicklung der Naturwissenschaften

Im Laufe der Zeit haben sich verschiedene Disziplinen der Naturwissenschaften entwickelt, darunter Physik, Chemie, Biologie und Astronomie. Jede dieser Disziplinen trägt dazu bei, unser Verständnis der Welt zu vertiefen und neue Erkenntnisse über die Naturphänomene zu gewinnen. Durch die Entdeckung von Naturgesetzen und die Entwicklung von Theorien und Modellen ermöglichen die Naturwissenschaften einen systematischen und kohärenten Blick auf die Welt.

Die Bedeutung der Objektivität

Ein grundlegendes Prinzip der wissenschaftlichen Vernunft ist die Objektivität, die darauf abzielt, persönliche Vorurteile und subjektive Bewertungen zu minimieren. Durch die Anwendung strenger Methoden und die Überprüfung von Ergebnissen durch unabhängige Forscher strebt die Wissenschaft danach, zuverlässige und reproduzierbare Erkenntnisse zu gewinnen, die unabhängig von individuellen Standpunkten oder Interpretationen sind.

Die Rolle der Forschung

Die kontinuierliche Forschung und Entdeckung in den Naturwissenschaften führt zu einem ständigen Fortschritt im Verständnis der Welt. Neue Technologien und Instrumente ermöglichen es Wissenschaftlern, bisher unbekannte Phänomene zu untersuchen und neue Fragen zu stellen, die das Wissen weiter vorantreiben. Durch die Zusammenarbeit und den Austausch von Informationen tragen Forscher weltweit zur Entwicklung einer gemeinsamen wissenschaftlichen Vernunft bei.

Ein neuer Blick auf die Welt

Die Evolution der wissenschaftlichen Vernunft hat zu einem revolutionären Wandel in unserem Verständnis der Welt geführt. Durch die Anwendung von objektiven Methoden und die Betonung empirischer Beobachtungen haben Wissenschaftler einen neuen Blick auf die Natur gewonnen und unser Verständnis von Realität und Wissen erweitert. Die wissenschaftliche Vernunft bleibt auch in Zukunft ein entscheidender Motor für Fortschritt und Erkenntnisgewinn.

Die Erforschung der menschlichen Vernunft: Ein Blick in die Psychologie

Die Psychologie hat sich im Laufe der Zeit als entscheidendes Feld erwiesen, um die Grundlagen der menschlichen Vernunft zu erforschen und die Verbindung zwischen Geist und Vernunft zu vertiefen. Durch die Untersuchung von kognitiven Prozessen, emotionalen Reaktionen und Verhaltensmustern haben Forscher ein tieferes Verständnis der Funktionsweise des menschlichen Verstandes erlangt und neue Erkenntnisse über die Natur der Vernunft gewonnen.

Die Entstehung der psychologischen Forschung

Die systematische Erforschung der menschlichen Psyche begann im späten 19. Jahrhundert mit Pionieren wie Wilhelm Wundt, der das erste psychologische Labor gründete, und Sigmund Freud, der die Grundlagen der modernen Psychoanalyse legte. Diese frühen Psychologen waren daran interessiert, die inneren Prozesse des menschlichen Geistes zu verstehen und ihre Auswirkungen auf das Verhalten zu untersuchen.

Die kognitiven Grundlagen der Vernunft

Die kognitive Psychologie hat einen besonderen Fokus auf die Erforschung der kognitiven Prozesse, die der Vernunft zugrunde liegen. Durch Experimente und Studien zur Wahrnehmung, Aufmerksamkeit, Gedächtnisbildung, Problemlösung und Entscheidungsfindung haben Forscher Einblicke in die Mechanismen gewonnen, die unserem rationalen Denken zugrunde liegen. Diese Erkenntnisse haben dazu beigetragen, die Komplexität der menschlichen Vernunft zu enthüllen und unsere Fähigkeit zur logischen Analyse und Abstraktion zu verstehen.

Emotionen und Vernunft

Ein weiterer wichtiger Aspekt der psychologischen Forschung zur Vernunft ist die Untersuchung der Rolle von Emotionen. Früher wurde angenommen, dass Emotionen die Vernunft trüben und irrational machen. Heute jedoch erkennen Psychologen die komplexe Beziehung zwischen Emotionen und Vernunft an und untersuchen, wie Emotionen das Denken und Entscheiden beeinflussen können. Ein ausgewogenes Verständnis und die angemessene Integration von Emotionen in den Entscheidungsprozess sind wichtige Aspekte einer rationalen Entscheidungsfindung.

Die Verbindung zwischen Geist und Vernunft

Die Erforschung der Psychologie der Vernunft hat auch dazu beigetragen, die Verbindung zwischen Geist und Vernunft zu vertiefen. Psychologen untersuchen, wie individuelle Unterschiede in der kognitiven Funktion und der emotionalen Regulation die Ausübung der Vernunft beeinflussen können. Sie untersuchen auch, wie soziale und kulturelle Faktoren unsere Denkmuster und Überzeugungen formen und wie diese Einflüsse unsere Fähigkeit zur rationalen Analyse und zum logischen Denken beeinflussen können.

Die Bedeutung für das Verständnis der menschlichen Natur

Die Erforschung der Psychologie der Vernunft hat nicht nur unser Verständnis der menschlichen Natur erweitert, sondern auch praktische Anwendungen in Bereichen wie Bildung, Gesundheitswesen, Wirtschaft und Politik. Indem wir die psychologischen Grundlagen der Vernunft verstehen, können wir besser verstehen, wie Menschen denken, fühlen und handeln, und Strategien entwickeln, um rationalere Entscheidungen zu treffen und eine gesündere und gerechtere Gesellschaft aufzubauen.

Zwischen Tradition und Transformation: Die Herausforderung der Moderne und postmoderne Vernunft

Die Moderne ist eine Epoche des Wandels und der Transformation, die neue Herausforderungen für die Vernunft hervorbringt. In dieser Zeit werden bestehende Paradigmen und Denkweisen in Frage gestellt, und postmoderne Denkweisen treten auf, um alternative Perspektiven und Interpretationen anzubieten. Dieses Kapitel erkundet die dynamische Beziehung zwischen Moderne und postmoderner Vernunft und untersucht, wie sie die Art und Weise beeinflussen, wie wir die Welt verstehen und interpretieren.

Die Herausforderungen der Moderne

Die Moderne ist geprägt von einem Glauben an Fortschritt, Rationalität und Wissenschaft. Neue Entdeckungen und Erfindungen haben unser Verständnis der Welt erweitert und zu bedeutenden technologischen, wirtschaftlichen und kulturellen Veränderungen geführt. Diese Veränderungen haben jedoch auch neue Herausforderungen für die Vernunft mit sich gebracht. Die Komplexität der modernen Welt und die Vielfalt der Informationen können zu Unsicherheit und Ambiguität führen, die es schwierig machen, klare und eindeutige Antworten auf komplexe Fragen zu finden.

Die Krise der Gewissheit

In der Moderne wird die Vorstellung von absoluter Wahrheit und Gewissheit zunehmend in Frage gestellt. Wissenschaftliche Entdeckungen wie die Relativitätstheorie und die Quantenmechanik haben gezeigt, dass unsere bisherigen Vorstellungen von Raum, Zeit und Materie möglicherweise nicht absolut und unveränderlich sind. Diese Erkenntnisse haben zu einem Paradigmenwechsel geführt, der die Grundlagen unserer rationalen Gewissheiten erschüttert hat.

Die Vielfalt der Perspektiven in der postmodernen Vernunft

In der postmodernen Denkweise werden traditionelle Dichotomien und Hierarchien in Frage gestellt, und alternative Perspektiven und Interpretationen werden betont. Postmoderne Theoretiker argumentieren, dass es keine objektive Realität oder absolute Wahrheit gibt, sondern dass Wissen und Wahrheit immer relativ und kontextabhängig sind. Diese Vielfalt der Perspektiven ermöglicht es, verschiedene Stimmen und Erfahrungen anzuerkennen und die Komplexität der menschlichen Erfahrung zu würdigen.

Die Rolle der Kritik und Reflexion

Sowohl in der Moderne als auch in der postmodernen Vernunft spielt die Kritik eine zentrale Rolle. Kritische Denker und

Theoretiker hinterfragen bestehende Annahmen und Strukturen und suchen nach neuen Möglichkeiten des Denkens und
Handelns. Durch kritische Reflexion können wir unsere eigenen Annahmen und Vorurteile erkennen und unsere Perspektiven erweitern, um ein tieferes Verständnis der Welt zu errei-
chen.

Die Suche nach neuen Wegen der Vernunft

Inmitten dieser Herausforderungen suchen moderne und
postmoderne Denker nach neuen Wegen der Vernunft, die es
ermöglichen, die Komplexität der Welt zu erfassen und zu verstehen. Dies erfordert eine Offenheit für Vielfalt und Ambiguität sowie die Bereitschaft, bestehende Paradigmen und Denkmuster zu überdenken. Indem wir uns der Vielfalt der Perspektiven öffnen und kritisch über unsere eigenen Annahmen
nachdenken, können wir eine reichhaltigere und umfassendere
Vernunft entwickeln, die es uns ermöglicht, die Komplexität
der modernen Welt zu bewältigen.

Die digitale Revolution und die Transformation der Vernunft

Die digitale Revolution hat einen tiefgreifenden Einfluss auf alle Aspekte unseres Lebens, einschließlich unserer Art zu denken und zu vernünftigen. In diesem Kapitel erkunden wir die Auswirkungen der Digitalisierung auf die menschliche Vernunft und wie sie unsere Denkweise und Wahrnehmung der Welt verändert.

Die Omnipräsenz digitaler Technologien

In der heutigen digitalen Ära sind wir von digitalen Technologien umgeben, die unseren Alltag durchdringen. Smartphones, Computer, das Internet und soziale Medien sind allgegenwärtig und prägen unsere Interaktionen, unsere Informationsaufnahme und unsere Kommunikation. Diese Technologien bieten uns Zugang zu einem endlosen Strom von Informationen und ermöglichen es uns, mit Menschen auf der ganzen Welt in Verbindung zu treten. Dies hat unsere Welt kleiner gemacht und unsere Möglichkeiten zur Informationsbeschaffung und Kommunikation erheblich erweitert.

Die Veränderung von Denk- und Informationsverarbeitungsprozessen

Die Digitalisierung hat auch unsere Denk- und Informationsverarbeitungsprozesse verändert. Durch die ständige Verfügbarkeit von Informationen und die Möglichkeit, mit einem Klick Antworten auf unsere Fragen zu erhalten, sind wir zunehmend daran gewöhnt, schnell und oberflächlich zu denken. Wir scannen Nachrichtenfeeds, lesen Schlagzeilen und konsumieren kurze, leicht verdauliche Inhalte, anstatt uns eingehend mit komplexen Themen auseinanderzusetzen. Diese Art des Denkens wird oft als ›surfing‹ oder ›skimming‹ bezeichnet und kann zu oberflächlichem Verständnis und mangelnder Reflexion führen.

Die Herausforderung der Informationsüberflutung und Filterblasen

Die Fülle an Informationen, die uns durch digitale Technologien zur Verfügung steht, hat jedoch auch zu einer Informationsüberflutung geführt. Wir werden mit einer Vielzahl von Nachrichten, Meinungen und Inhalten bombardiert, die es schwierig machen, relevante Informationen von irrelevanten zu unterscheiden. Darüber hinaus neigen wir dazu, uns in Filterblasen zu befinden, in denen wir nur mit Informationen konfrontiert werden, die unsere bestehenden Überzeugungen und Vorurteile bestätigen. Dies kann zu einer Verengung unserer Perspektiven und einer Verzerrung unserer Wahrnehmung der Realität führen.

Die Bedeutung kritischen Denkens und Medienkompetenz

Angesichts dieser Herausforderungen ist kritisches Denken und Medienkompetenz wichtiger denn je. Wir müssen lernen, Informationen kritisch zu hinterfragen, Quellen zu überprüfen und verschiedene Perspektiven zu berücksichtigen, um ein ausgewogenes und fundiertes Verständnis der Welt zu entwickeln. Dies erfordert eine aktive Beteiligung an der Informationsverarbeitung und eine Bereitschaft, unsere eigenen Überzeugungen und Vorurteile zu hinterfragen.

Die Chancen und Herausforderungen der digitalen Vernunft
Trotz der Herausforderungen bietet die digitale Vernunft auch Chancen für eine tiefgreifende Transformation unserer Denkweise und Wahrnehmung der Welt. Durch den Zugang zu einer Fülle von Informationen und die Möglichkeit, mit Menschen aus verschiedenen Kulturen und Hintergründen in Kontakt zu treten, können wir ein breiteres Verständnis der Welt entwickeln und unsere Perspektiven erweitern. Es liegt an uns, die Potenziale der digitalen Vernunft zu nutzen und die Herausforderungen zu bewältigen, um eine fundierte und reflektierte Art zu denken und zu vernünftigen in der digitalen Ära zu kultivieren.

Auf dem Weg zu einer universellen Vernunft: Die Auswirkungen der Globalisierung

Die Globalisierung hat die Welt in vielerlei Hinsicht verändert und eine zunehmende Verflechtung und Interdependenz der Gesellschaften auf globaler Ebene geschaffen. In diesem Kapitel untersuchen wir, wie die Globalisierung die Suche nach einer gemeinsamen Grundlage für Vernunft beeinflusst und die Intensivierung der Suche nach Universalität vorantreibt.

Die Verflechtung der Welt durch Globalisierung

Die Globalisierung hat zu einem intensiven Austausch von Ideen, Kulturen, Werten und Informationen zwischen verschiedenen Teilen der Welt geführt. Durch den Fortschritt in den Bereichen Kommunikation, Transport und Handel sind die Grenzen zwischen den Ländern zunehmend verschwommen, und die Welt ist zu einem globalen Dorf geworden, in dem Ereignisse und Entwicklungen in einem Teil der Welt Auswirkungen auf andere Teile haben.

Die Herausforderung kultureller Diversität

In einer globalisierten Welt kommen Menschen mit unterschiedlichen kulturellen Hintergründen und Weltanschauungen in Kontakt. Diese kulturelle Vielfalt kann zu Missverständnissen, Konflikten und Herausforderungen führen, insbesondere wenn es um Fragen der Vernunft und des Denkens geht. Unterschiedliche kulturelle Traditionen haben unterschiedliche Vorstellungen davon, was vernünftig ist und wie Vernunft ausgeübt werden sollte, was zu einer Fragmentierung und Diversität der Vernunft führen kann.

Die Suche nach einer gemeinsamen Grundlage

Angesichts dieser Herausforderungen gibt es Bestrebungen, eine gemeinsame Grundlage für Vernunft zu schaffen, die über kulturelle und nationale Grenzen hinweg gültig ist. Die Idee einer universalen Vernunft, die auf gemeinsamen Prinzipien und Werten beruht, gewinnt an Bedeutung, da die Menschen erkennen, dass viele der Herausforderungen, vor denen wir stehen - sei es Klimawandel, soziale Ungerechtigkeit oder wirtschaftliche Ungleichheit - globale Probleme sind, die eine gemeinsame Antwort erfordern.

Die Rolle der Bildung und des interkulturellen Dialogs

Bildung und interkultureller Dialog spielen eine entscheidende Rolle bei der Suche nach einer gemeinsamen Grundlage für Vernunft in einer globalisierten Welt. Durch Bildung können Menschen lernen, die Perspektiven anderer zu verstehen und zu respektieren, und Brücken zwischen verschiedenen Kulturen und Weltanschauungen bauen. Der interkulturelle Dialog ermöglicht es Menschen aus verschiedenen Teilen der Welt, miteinander in Kontakt zu treten, sich auszutauschen und gemeinsame Werte und Prinzipien zu entwickeln, die als Grundlage für eine universelle Vernunft dienen können.

Die Bedeutung ethischer Prinzipien und universeller Menschenrechte

Ethik und universelle Menschenrechte spielen eine zentrale Rolle bei der Suche nach einer gemeinsamen Grundlage für Vernunft. Diese Prinzipien bieten einen gemeinsamen Rahmen, der unabhängig von kulturellen Unterschieden und nationalen Grenzen gilt und es ermöglicht, grundlegende Werte wie Gerechtigkeit, Freiheit und Würde zu fördern. Indem wir uns auf ethische Prinzipien und universelle Menschenrechte stützen, können wir eine gemeinsame Grundlage für Vernunft schaffen, die es uns ermöglicht, die Herausforderungen der globalisierten Welt gemeinsam anzugehen und eine bessere Zukunft für alle zu gestalten.

Die Ambivalenz der reinen Vernunft: Grenzen und Herausforderungen

Die Idee einer reinen Vernunft, die von Immanuel Kant und anderen Philosophen entwickelt wurde, hat sowohl Bewunderung als auch Kritik hervorgerufen. In diesem Kapitel werfen wir einen Blick auf die verschiedenen Argumente und Herausforderungen, die mit der Vorstellung einer reinen Vernunft verbunden sind, und erkunden die Grenzen dieses Konzepts.

Die Idealisierung der Vernunft

Die Idee einer reinen Vernunft suggeriert eine Art von Perfektion und Unfehlbarkeit in unserem Denken und unseren Entscheidungen. Sie stellt die Vernunft als eine Quelle absoluter Wahrheit und Rationalität dar, die über den Einflüssen von Emotionen, Vorurteilen und äußeren Einflüssen erhaben ist. Diese Idealvorstellung der Vernunft wird jedoch von vielen Philosophen kritisiert, die darauf hinweisen, dass menschliches Denken und Handeln oft von subjektiven Faktoren geprägt sind und eine vollkommene rationalen Entscheidungsfindung kaum möglich ist.

Die Begrenzungen des menschlichen Verstandes

Eine der zentralen Kritiken an der Idee einer reinen Vernunft ist die Erkenntnis, dass der menschliche Verstand und die menschliche Vernunft begrenzt sind. Unsere kognitiven Fähigkeiten haben ihre Grenzen, und wir sind nicht immer in der Lage, alle Informationen zu erfassen, zu verarbeiten und zu verstehen, die für rationale Entscheidungen erforderlich sind. Darüber hinaus können kulturelle, soziale und individuelle Unterschiede unsere Wahrnehmung und unser Denken beeinflussen, was zu unterschiedlichen Auffassungen darüber führt, was rational und vernünftig ist.

Die Rolle von Emotionen und Intuition

Ein weiterer wichtiger Aspekt der Kritik an der reinen Vernunft ist die Rolle von Emotionen und Intuition in unserem Denken und Entscheiden. Viele Philosophen und Psychologen betonen, dass Emotionen und intuitive Einsichten eine wichtige Rolle in unserem rationalen Denken spielen und nicht einfach ignoriert oder unterdrückt werden können. Emotionen können uns wichtige Informationen über unsere Bedürfnisse, Wünsche und Werte vermitteln und unser Denken und Handeln auf sinnvolle Weise beeinflussen.

Die Vielfalt der Denkweisen und Perspektiven

Ein weiteres Problem bei der Vorstellung einer reinen Vernunft ist die Vielfalt der Denkweisen und Perspektiven, die in verschiedenen Kulturen und Gesellschaften existieren. Was für eine Kultur als rational und vernünftig erscheinen mag, kann in einer anderen Kultur als irrational und unvernünftig angesehen werden. Diese kulturelle Relativität der Vernunft stellt die Idee einer reinen und universalen Vernunft in Frage und betont die

Notwendigkeit, den Kontext und die Vielfalt menschlicher Erfahrungen und Überzeugungen zu berücksichtigen.

Die Herausforderung der praktischen Anwendung

Schließlich wird die Idee einer reinen Vernunft auch auf ihre praktische Anwendbarkeit und Relevanz hin hinterfragt. Selbst wenn es eine objektive und universale Vernunft gäbe, wäre es schwer, sie in konkreten Situationen anzuwenden und rationale Entscheidungen zu treffen, die allen gerecht werden. Die Komplexität und Unvorhersehbarkeit der realen Welt machen es oft schwierig, klare und eindeutige Lösungen zu finden, die auf rein rationalen Prinzipien beruhen.

Insgesamt verdeutlicht die Kritik an der reinen Vernunft die Komplexität und Ambivalenz des menschlichen Denkens und Handelns. Während die Idee einer reinen Vernunft inspirierend sein mag, ist es wichtig, ihre Grenzen und Herausforderungen zu erkennen und eine realistische und kontextbezogene Perspektive auf die Rolle der Vernunft im menschlichen Leben zu entwickeln.

Die Gemeinschaft der Vernunft: Die soziale Dimension erkunden

In den Diskussionen über die Natur der Vernunft wird zunehmend die Bedeutung der sozialen Dimension betont. Dieses Kapitel widmet sich der Erforschung der Rolle von Gemeinschaften und sozialen Strukturen bei der Bildung und Entwicklung der Vernunft.

Die Verbindung zwischen Individuum und Gesellschaft

Die Idee, dass die Vernunft nicht nur ein individuelles, sondern auch ein soziales Phänomen ist, spiegelt wider, wie unsere Denkweisen, Überzeugungen und Entscheidungen von unseren Interaktionen mit anderen in der Gesellschaft geprägt werden. Indem wir mit anderen kommunizieren, diskutieren und kooperieren, formen wir unsere Vorstellungen von Vernunft und Rationalität.

Die Rolle von Gemeinschaften und Institutionen

Gemeinschaften und soziale Institutionen spielen eine entscheidende Rolle bei der Gestaltung und Verbreitung von Normen, Werten und Überzeugungen, die die Grundlage für unsere Vernunft bilden. Durch Bildungseinrichtungen, politische Organisationen, religiöse Gemeinschaften und andere soziale Strukturen werden bestimmte Denkweisen gefördert und andere unterdrückt, was wiederum die Vielfalt der Vernunft beeinflusst.

Der Einfluss kultureller und historischer Kontexte

Die soziale Dimension der Vernunft verdeutlicht auch, wie kulturelle und historische Kontexte die Entwicklung von Denkweisen und rationalen Traditionen beeinflussen. Was in einer Gesellschaft als vernünftig gilt, kann in einer anderen Gesellschaft anders bewertet werden, und diese Unterschiede reflektieren die Vielfalt menschlicher Erfahrungen und Überzeugungen.

Die Bedeutung von Diskurs und Debatte

Ein wesentlicher Aspekt der sozialen Dimension der Vernunft ist der Prozess des Diskurses und der Debatte. Durch den Austausch von Ideen, Argumenten und Perspektiven können Gemeinschaften und Gesellschaften ihre Vorstellungen von Vernunft hinterfragen, erweitern und weiterentwickeln. Diskurse ermöglichen es uns, verschiedene Standpunkte zu verstehen und unsere eigenen Überzeugungen zu überdenken.

Herausforderungen und Chancen

Trotz ihrer Bedeutung birgt die soziale Dimension der Vernunft auch Herausforderungen. Zum Beispiel können soziale Vorurteile und Ungleichheiten den freien Austausch von Ideen behindern und die Vielfalt der Vernunft einschränken. Gleichzeitig bietet die soziale Dimension der Vernunft auch Chancen für soziale Veränderungen und die Förderung von Gerechtigkeit und Solidarität.

Insgesamt verdeutlicht die Betrachtung der sozialen Dimension der Vernunft die enge Verflechtung von individuellem Denken und sozialen Interaktionen. Indem wir die Rolle von Gemeinschaften und sozialen Strukturen bei der Bildung und Entwicklung der Vernunft besser verstehen, können wir auch die Komplexität und Vielfalt menschlichen Denkens und Handelns besser würdigen.

Im Einklang mit der Natur:
Die ökologische Vernunft

In einer Zeit, in der die Menschheit mit zunehmenden Um-
weltproblemen und ökologischen Herausforderungen konfrontiert ist, gewinnt die ökologische Vernunft zunehmend an Bedeutung. Dieses Kapitel widmet sich der Betrachtung der Verbindung zwischen Vernunft und Umweltverantwortung.

Die Anerkennung ökologischer Zusammenhänge

Die ökologische Vernunft basiert auf der Anerkennung der
komplexen Zusammenhänge und Wechselwirkungen innerhalb
der natürlichen Welt. Sie erkennt an, dass die Menschheit Teil
eines größeren ökologischen Systems ist und dass unsere
Handlungen Auswirkungen auf die Umwelt haben, die sich auf
uns selbst und zukünftige Generationen auswirken können.

Die Suche nach nachhaltigen Lösungen

Angesichts der zunehmenden Umweltprobleme betont die
ökologische Vernunft die Notwendigkeit, nachhaltige Lösungen zu finden, die die Bedürfnisse der heutigen Generation
erfüllen, ohne die Fähigkeit zukünftiger Generationen zu ge-
fährden, ihre eigenen Bedürfnisse zu befriedigen. Dies erfordert ein Umdenken in Bezug auf unsere Wirtschafts- und Kon-

sumgewohnheiten sowie eine verstärkte Nutzung erneuerbarer Ressourcen und umweltfreundlicher Technologien.

Die ethische Verantwortung gegenüber der Umwelt

Die ökologische Vernunft betont auch die ethische Verantwortung jedes Einzelnen gegenüber der Umwelt. Sie erinnert uns daran, dass wir eine Verpflichtung haben, die natürliche Welt zu respektieren, zu schützen und zu bewahren, nicht nur zum Wohl der aktuellen Generation, sondern auch zum Wohl zukünftiger Generationen und der Vielfalt des Lebens auf der Erde.

Die Rolle von Bildung und Bewusstsein

Um eine ökologische Vernunft zu fördern, ist es wichtig, das Bewusstsein für Umweltfragen zu schärfen und Umweltbildung zu fördern. Durch Aufklärung und Bildung können Menschen ein tieferes Verständnis für die ökologischen Zusammenhänge entwickeln und befähigt werden, verantwortungsbewusste Entscheidungen zu treffen, die im Einklang mit der Natur stehen.

Herausforderungen und Chancen

Die ökologische Vernunft steht vor zahlreichen Herausforderungen, darunter die fortschreitende Umweltzerstörung, der Klimawandel und die Ressourcenknappheit. Dennoch bietet sie auch Chancen für eine nachhaltigere und gerechtere Zukunft, wenn wir bereit sind, unsere Denkweise zu ändern und gemeinsam für den Schutz unserer Umwelt einzutreten.

Insgesamt verdeutlicht die ökologische Vernunft die Notwendigkeit, unsere Beziehung zur natürlichen Welt zu überdenken und eine neue Denkweise zu entwickeln, die im Einklang mit den ökologischen Prinzipien steht. Indem wir die Verantwortung für unsere Umwelt ernst nehmen und nachhaltige Lösungen fördern, können wir dazu beitragen, eine lebenswerte Zukunft für alle zu sichern.

Auf der Suche nach moralischer Führung: Die ethische Dimension der Vernunft

In der Entwicklung des menschlichen Denkens und Handelns hat die Ethik eine zentrale Rolle gespielt. Dieses Kapitel widmet sich der Betrachtung der ethischen Dimension der Vernunft und der Bedeutung von moralischen Leitlinien für das menschliche Handeln.

Die Bedeutung der Ethik in der Vernunft

Ethik wird als grundlegender Bestandteil der Vernunft anerkannt, da sie das menschliche Denken und Handeln in Bezug auf moralische Prinzipien und Werte lenkt. Die Vernunft ermöglicht es dem Menschen, moralische Entscheidungen zu treffen und moralische Verpflichtungen zu erkennen, indem sie rationale Überlegungen mit ethischen Grundsätzen verbindet.

Die Suche nach moralischen Leitlinien

In einer Welt, die von Vielfalt und Komplexität geprägt ist, wird die Suche nach moralischen Leitlinien intensiviert. Menschen unterschiedlicher Kulturen und Weltanschauungen setzen sich mit Fragen der Moral und Ethik auseinander, um ein

Verständnis dafür zu entwickeln, wie sie in ihrem eigenen Leben und in der Gesellschaft richtig handeln können.

Die Rolle der Philosophie und Religion

Philosophen und religiöse Denker haben seit jeher eine wichtige Rolle dabei gespielt, moralische Leitlinien zu entwickeln und zu verbreiten. Durch philosophische Untersuchungen und religiöse Lehren werden ethische Prinzipien formuliert und diskutiert, die als Orientierungshilfen für das menschliche Handeln dienen.

Herausforderungen in einer pluralistischen Welt

In einer pluralistischen Welt, in der verschiedene ethische Überzeugungen und Wertesysteme aufeinandertreffen, stehen wir vor der Herausforderung, moralische Konsens zu finden. Dabei müssen wir uns bewusst sein, dass unterschiedliche Kulturen und Individuen unterschiedliche moralische Vorstellungen haben können und dass es keine universell gültigen Antworten auf ethische Fragen gibt.

Die Bedeutung von Empathie und Mitgefühl

Ein wichtiger Aspekt der ethischen Dimension der Vernunft ist die Fähigkeit zur Empathie und zum Mitgefühl. Indem wir uns in die Lage anderer versetzen und ihr Leiden verstehen, können wir moralisch angemessen handeln und zu einer gerechteren und mitfühlenderen Gesellschaft beitragen.

Die Verantwortung jedes Einzelnen

Letztendlich liegt es an jedem Einzelnen, ethische Prinzipien zu reflektieren und in seinem eigenen Leben umzusetzen. Jeder Mensch trägt eine Verantwortung dafür, sein Handeln an moralischen Grundsätzen auszurichten und dazu beizutragen, eine Welt zu schaffen, die von Respekt, Gerechtigkeit und Mitgefühl geprägt ist.

Insgesamt verdeutlicht die ethische Dimension der Vernunft die Bedeutung von Moral und Ethik für das menschliche Leben und die Gesellschaft. Indem wir ethische Prinzipien reflektieren und in unserem Handeln umsetzen, können wir dazu beitragen, eine Welt zu gestalten, die auf den Werten von Respekt, Gerechtigkeit und Mitgefühl basiert.

Die Herausforderung der Künstlichen Intelligenz: Eine neue Ära der Vernunft

Die rasante Entwicklung von Künstlicher Intelligenz (KI) hat tiefgreifende Auswirkungen auf die menschliche Vernunft und stellt uns vor neue ethische und moralische Herausforderungen. In diesem Kapitel werden die verschiedenen Facetten dieser Herausforderung beleuchtet und die Frage nach moralischer Führung in dieser neuen Ära der Vernunft diskutiert.

Die Revolution der Künstlichen Intelligenz

Die Fortschritte in den Bereichen der Maschinenlernen und Robotik haben zu einer Revolution in der KI geführt. KI-Systeme können komplexe Aufgaben ausführen, menschenähnliche Entscheidungen treffen und sogar kreative Lösungen entwickeln. Diese Entwicklung verändert grundlegend die Art und Weise, wie wir über Intelligenz und Vernunft nachdenken.

Die Dualität von Nutzen und Risiken

Mit den Fortschritten in der KI entstehen sowohl immense Chancen als auch ernsthafte Risiken. Auf der einen Seite können KI-Systeme dazu beitragen, komplexe Probleme zu lösen, medizinische Diagnosen zu verbessern und effizientere Prozesse zu ermöglichen. Auf der anderen Seite bergen sie jedoch Gefahren wie Datenschutzverletzungen, Diskriminierung und die Möglichkeit der autonomen Entscheidungsfindung ohne menschliche Kontrolle.

Die ethischen Implikationen der KI

Die wachsende Autonomie von KI-Systemen wirft eine Vielzahl ethischer Fragen auf. Zum Beispiel: Wer trägt die Verantwortung für Entscheidungen, die von KI-Systemen getroffen werden? Wie können wir sicherstellen, dass KI-Systeme ethische Prinzipien und Werte berücksichtigen? Welche Auswirkungen hat die Automatisierung auf den Arbeitsmarkt und die soziale Gerechtigkeit?

Die Rolle der moralischen Führung

In Anbetracht dieser Herausforderungen gewinnt die Frage nach moralischer Führung an Bedeutung. Es ist notwendig, dass wir ethische Richtlinien und Standards für die Entwicklung und Nutzung von KI-Systemen festlegen. Dabei müssen wir sicherstellen, dass diese Richtlinien sowohl die Interessen und Rechte der Menschen als auch die langfristigen Auswirkungen auf die Gesellschaft berücksichtigen.

Die Bedeutung der partizipativen Ethik

Ein partizipativer Ansatz zur ethischen Bewertung von KI-Systemen kann dazu beitragen, vielfältige Perspektiven einzubeziehen und demokratische Entscheidungsprozesse zu fördern. Dies erfordert die Beteiligung von Experten aus verschiedenen Bereichen sowie von Vertretern der Gesellschaft, um sicherzustellen, dass die entwickelten Richtlinien den Bedürfnissen und Werten aller gerecht werden.

Die Verantwortung der Gesellschaft

Letztendlich liegt es an der Gesellschaft als Ganzes, die Herausforderungen der KI anzugehen und moralische Führung zu zeigen. Durch einen breiten gesellschaftlichen Diskurs und eine aktive Beteiligung aller Beteiligten können wir sicherstellen, dass die Entwicklung und Nutzung von KI-Systemen im Einklang mit unseren ethischen Prinzipien und Werten steht und zum Wohl der gesamten Menschheit beiträgt.

Insgesamt eröffnet die Herausforderung der Künstlichen Intelligenz eine neue Ära der Vernunft, in der wir uns mit grundlegenden Fragen darüber auseinandersetzen müssen, wie wir als Gesellschaft mit dem Aufkommen von immer mächtigeren KI-Systemen umgehen wollen. Die Frage nach moralischer Führung wird dabei zu einem zentralen Thema, das es zu adressieren gilt, um sicherzustellen, dass die Entwicklung und Nutzung von KI im Einklang mit unseren ethischen Prinzipien und Werten stehen.

Die Herausforderungen auf dem Weg zur reinen Vernunft: Ein Pfad der Hindernisse und Erkenntnisse

Die Reise zur ›reinen Vernunft‹ ist von zahlreichen Herausforderungen geprägt, die historische Konflikte, kulturelle Differenzen und philosophische Meinungsverschiedenheiten reflektieren. Jedes Kapitel dieser Auseinandersetzung vertieft ein spezifisches Problemfeld und beleuchtet die Schwierigkeiten sowie Erkenntnisse auf dem Weg zur Verwirklichung einer wahrhaft reinen Vernunft.

Die historischen Konflikte der Vernunft

Historische Konflikte haben die Entwicklung der Vernunft geprägt und stellen weiterhin Hindernisse auf dem Weg zur ›reinen Vernunft‹ dar. Von antiken Auseinandersetzungen zwischen Platon und Aristoteles bis hin zu modernen Kontroversen zwischen Rationalismus und Empirismus zeigen diese Konflikte, wie unterschiedliche philosophische Traditionen um die Vorherrschaft in der Suche nach Wahrheit gerungen haben.

Die Vielfalt kultureller Differenzen

Kulturelle Differenzen sind ein weiteres zentrales Hindernis auf dem Weg zur ›reinen Vernunft‹. Verschiedene Kulturen und Traditionen haben unterschiedliche Vorstellungen von Wahrheit, Moral und Wissen entwickelt, die oft im Widerspruch zueinander stehen. Die Anerkennung und Integration dieser Vielfalt ist entscheidend für die Schaffung einer universalen Vernunft, die alle Menschen umfasst.

Philosophische Meinungsverschiedenheiten und Paradigmen

Philosophische Meinungsverschiedenheiten und paradigmatische Unterschiede prägen die Diskussionen über die Natur der Vernunft. Von den kontroversen Debatten zwischen Idealismus und Materialismus bis hin zu den Spannungen zwischen postmodernen Denkweisen und traditionellen Ansätzen steht die Philosophie vor der Herausforderung, ein gemeinsames Verständnis von Vernunft zu entwickeln, das über ideologische Grenzen hinweg Bestand hat.

Die Rolle der Kontextualisierung und Integration

Eine der zentralen Herausforderungen auf dem Weg zur ›reinen Vernunft‹ besteht darin, die Vielfalt historischer Konflikte, kultureller Differenzen und philosophischer Meinungsverschiedenheiten zu kontextualisieren und zu integrieren. Dies erfordert einen kritischen Dialog zwischen verschiedenen Traditionen und Denkweisen sowie einen offenen und inklusiven

Ansatz zur Entwicklung einer gemeinsamen Grundlage für Vernunft.

Die Bedeutung des Fortschritts und der Reflexion

Trotz dieser Herausforderungen bietet der Weg zur ›reinen Vernunft‹ auch Möglichkeiten des Fortschritts und der Reflexion. Durch den kritischen Austausch von Ideen und die kontinuierliche Selbstreflexion können wir Hindernisse überwinden und zu einem tieferen Verständnis von Vernunft gelangen. Dies erfordert jedoch einen kontinuierlichen Prozess der intellektuellen und moralischen Entwicklung, der von Engagement, Offenheit und Toleranz geprägt ist.

Insgesamt verdeutlicht die Auseinandersetzung mit den Herausforderungen auf dem Weg zur ›reinen Vernunft‹ die Komplexität und Vielschichtigkeit dieses Konzepts. Indem wir uns diesen Hindernissen stellen und aktiv nach Lösungen suchen, können wir einen bedeutenden Beitrag zur Entwicklung einer wahrhaft reinen und universellen Vernunft leisten.

Die Rolle der ›salomonischen‹ Entscheidungen: Eine Weisheit der Vernunft

Die Idee von ›salomonischen‹ Entscheidungen beruht auf der Vorstellung einer unbenannten Vernunft, die als Wegweiser für komplexe Entscheidungsprozesse dient. Diese Form der Vernunft fungiert als Ausgleichsfaktor inmitten unterschiedlicher Denkweisen und bietet eine Möglichkeit, Konflikte zu lösen und Kompromisse zu finden.

Die Parabel von König Salomo

Die Metapher der ›salomonischen‹ Entscheidungen geht auf eine alttestamentliche Erzählung zurück, in der König Salomo vor die Aufgabe gestellt wurde, zwischen zwei Frauen zu entscheiden, die beide ein Kind beanspruchten. Anstatt das Kind einfach zu teilen, wie von der einen Frau vorgeschlagen, zeigte Salomo seine Weisheit, indem er vorschlug, das Kind zu teilen, um zu sehen, wie die Frauen reagieren. Auf diese Weise wurde die wahre Mutter erkannt.

Die Bedeutung von Ausgewogenheit und Weisheit

Die Geschichte von König Salomo betont die Bedeutung von Ausgewogenheit und Weisheit bei Entscheidungen, die komplexe moralische und ethische Dilemmata beinhalten. In einer Welt, die von vielfältigen Perspektiven und Interessen geprägt ist, kann eine unbenannte Vernunft als Leitfaden dienen, um zwischen verschiedenen Positionen zu vermitteln und tragfähige Lösungen zu finden.

Die Rolle der unbenannten Vernunft

Die unbenannte Vernunft steht für eine Form der Erkenntnis, die über individuelle Vorurteile und Interessen hinausgeht. Sie ermöglicht es, komplexe Situationen zu analysieren, die Perspektiven aller Beteiligten zu berücksichtigen und faire Entscheidungen zu treffen. Diese Form der Vernunft basiert auf moralischen Prinzipien und ethischen Werten, die universell anerkannt werden und als Grundlage für gerechte Handlungen dienen.

Die Anwendung inmitten unterschiedlicher Denkweisen

In einer Welt, die von kultureller Vielfalt und ideologischer Divergenz geprägt ist, kann die unbenannte Vernunft als Brücke zwischen unterschiedlichen Denkweisen dienen. Sie ermöglicht es, gegensätzliche Positionen zu verstehen und Kompromisse zu finden, die den Interessen aller gerecht werden. Durch den Einsatz von Dialog und Empathie können ›salomonische‹ Entscheidungen getroffen werden, die zur Harmonie und zum sozialen Zusammenhalt beitragen.

Die Bedeutung von Empathie und Verständnis

Die Fähigkeit, sich in die Lage anderer zu versetzen und ihre Perspektiven zu verstehen, ist entscheidend für die Anwendung der unbenannten Vernunft. Durch Empathie und Verständnis können Vorurteile abgebaut und Konflikte gelöst werden. Auf diese Weise trägt die unbenannte Vernunft dazu bei, eine gerechtere und friedlichere Gesellschaft zu schaffen.

Insgesamt verdeutlicht die Idee der ›salomonischen‹ Entscheidungen die wichtige Rolle, die die unbenannte Vernunft bei der Bewältigung komplexer Herausforderungen spielt. Indem wir uns von moralischen Prinzipien und ethischen Werten leiten lassen, können wir Wege finden, um Konflikte zu lösen und eine gerechtere Welt zu schaffen.

Die Vision der reinen Vernunft: Eine Grundlage für Verständigung und Zusammenarbeit

Die Vision der reinen Vernunft markiert einen Wendepunkt in der Geschichte des menschlichen Denkens. Sie steht für eine Idee, die über kulturelle, ideologische und philosophische Grenzen hinweggeht und eine gemeinsame Grundlage für Verständigung und Zusammenarbeit schafft. Doch was bedeutet diese Vision konkret und wie kann sie in der realen Welt umgesetzt werden?

Die Essenz der reinen Vernunft

Die reinen Vernunft bezieht sich nicht auf eine einheitliche Denkweise oder Ideologie, sondern vielmehr auf eine gemeinsame Grundlage, die auf rationalen Prinzipien und ethischen Werten basiert. Sie erkennt die Vielfalt der menschlichen Perspektiven und Meinungen an, ohne diese zu negieren oder zu unterdrücken. Stattdessen strebt sie danach, einen gemeinsamen Nenner zu finden, der als Ausgangspunkt für den Dialog und die Zusammenarbeit dient.

Ein Raum für Vielfalt und Inklusion

Im Rahmen der Vision der reinen Vernunft wird Vielfalt als Stärke betrachtet. Unterschiedliche Meinungen, Überzeugungen und Lebensweisen werden als Bereicherung angesehen, die es zu respektieren und zu schätzen gilt. In diesem Sinne schafft die reinen Vernunft einen Raum für Inklusion, in dem jeder Mensch gehört und respektiert wird, unabhängig von seinen individuellen Merkmalen oder Überzeugungen.

Der Dialog als Schlüssel zur Verständigung

Ein zentraler Aspekt der Vision der reinen Vernunft ist der Dialog. Durch den offenen Austausch von Ideen und Perspektiven können Missverständnisse geklärt, Vorurteile abgebaut und gemeinsame Lösungen gefunden werden. Der Dialog ermöglicht es den Menschen, einander besser zu verstehen und aufeinander zuzugehen, selbst inmitten von Meinungsverschiedenheiten und Konflikten.

Die Suche nach gemeinsamen Werten und Zielen

Die reinen Vernunft sucht nach gemeinsamen Werten und Zielen, die als Grundlage für Verständigung und Zusammenarbeit dienen können. Dabei geht es nicht darum, alle Meinungen zu vereinheitlichen oder zu homogenisieren, sondern vielmehr darum, einen gemeinsamen Boden zu finden, auf dem verschiedene Standpunkte aufbauen können. Diese gemeinsamen Werte können die Grundlage für eine gerechtere und friedlichere Gesellschaft bilden.

Die Bedeutung von Empathie und Respekt

Empathie und Respekt spielen eine zentrale Rolle in der Vision der reinen Vernunft. Indem wir uns in die Lage anderer versetzen und ihre Perspektiven verstehen, können wir Vorurteile abbauen und eine Atmosphäre des Vertrauens und der Zusammenarbeit schaffen. Respektvoller Umgang miteinander ermöglicht es, auch inmitten von Meinungsverschiedenheiten konstruktiv miteinander umzugehen und gemeinsame Lösungen zu finden.

Insgesamt steht die Vision der reinen Vernunft für eine Welt, in der Menschen unterschiedlicher Hintergründe und Überzeugungen in Harmonie und Zusammenarbeit leben können. Sie betont die Bedeutung von Vielfalt, Dialog, gemeinsamen Werten und Empathie als Grundlagen für eine gerechtere und friedlichere Gesellschaft.

Über den Autor

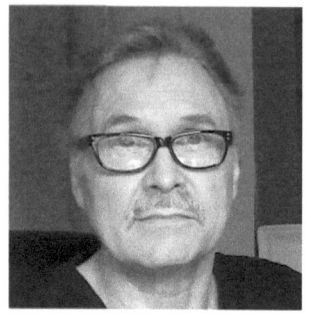

Lutz Spilker wurde im Jahre 1955 in Duisburg geboren.

Bevor er zum Schreiben von Romanen und Dokumentationen fand, verließen bisher unzählige Kurzgeschichten, Kolumnen und Versdichtungen seine Feder.

In seinen Büchern befasst er sich vorrangig mit dem menschlichen Bewusstsein und der damit verbundenen Wahrnehmung. Seine Grenzen sind nicht die, welche mit der Endlichkeit des Denkens, des Handelns und des Lebens begrenzt werden, sondern jene, die der empirischen Denkform noch nicht unterliegen.

Es sind die Möglichkeiten des Machbaren, die Dinge, welche sich allein in der Vorstellung eines jeden Menschen darstellen und aufgrund der Flüchtigkeit des Geistes unbewiesen bleiben. Die Erkenntnis besitzt ihre Gültigkeit lediglich bis zur Erlangung einer neuen und die passiert zu jeder weiteren Sekunde.

Die Welt von Lutz Spilker beginnt dort, wo zu Beginn allen Seins nichts Fassbares war, als leerer Raum. Kein Vorne, kein Hinten, kein Oben und kein Unten. Kein Glaube, kein Wissen, keine Moral, keine Gesetze und keine Grenzen. Nichts.

In Lutz Spilkers Romanen passieren heimtückische Morde ebenso wie die Zauber eines Märchens. Seine Bücher sind oftmals Thriller, Krimi, Abenteuer, Science Fiction, Fantasy und selbst Love-Story in einem.

»Ich liebe die Sprache: Sie vermag zu streicheln, zu liebkosen und zu Tränen zu rühren. Doch sie kann ebenso stachelig sein, wie der Dorn einer Rose und mit nur einem Hieb zerschmettern.«

In dieser Reihe sind bisher erschienen

Die Erfindung der Langeweile
Die Erfindung des Menschen
Die Erfindung des Geldes
Die Erfindung des Teufels
Die Erfindung des Erfolgs
Die Erfindung der Sterblichkeit
Die Erfindung der Lüge
Die Erfindung der Freiheit
Die Erfindung des Todes
Die Erfindung der Welt
Die Erfindung des Inselmenschen
Die Erfindung der Zeit
Die Erfindung der Seele
Die Erfindung der Politik
Die Erfindung des Gewissens
Die Erfindung der Religion
Die Erfindung der Schuld
Die Erfindung der Gerechtigkeit
Die Erfindung des Friedens
Die Erfindung des Selbstgesprächs
Die Erfindung der Zukunft
Die Erfindung der Pornographie
Die Erfindung der Verschwendung
Die Erfindung des Erwachsenseins
Die Erfindung der Hölle
Die Erfindung der Überbevölkerung
Die Erfindung des Himmels
Die Erfindung der Monarchie
Die Erfindung der Unterhaltung
Die Erfindung der Sprache

Die Erfindung der Musik
Die Erfindung der Wiedergeburt
Die Erfindung des Zufalls
Die Erfindung der Namen
Die Erfindung des Bewusstseins
Die Erfindung des freien Willens
Die Erfindung des Wahrsagens
Die Erfindung der Körpersprache
Die Erfindung des Schlafs
Die Erfindung der Sklaverei
Die Erfindung der Angst
Die Erfindung der Vernunft
Die Erfindung des Vollmonds
Die Erfindung des Vitamin B
Die Erfindung des Make-Up
Die Erfindung des Weihnachtsfestes
Die Erfindung des Ku-Klux-Klan
Die Erfindung des Träumens
Die Erfindung der Flaschenpost
Die Erfindung der Mafia
Die Erfindung der Freimaurer
Die Erfindung der Freibeuter
Die Erfindung der Raumfahrt
Die Erfindung der Tempelritter
Die Erfindung des ADHS-Syndroms
Die Erfindung der Homöopathie
Die Erfindung der Freizeitparks

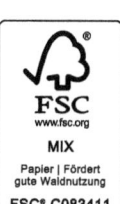

Zeitfracht Medien GmbH
Ferdinand-Jühlke-Straße 7
99095 Erfurt, Deutschland
produktsicherheit@kolibri360.de